CLINIQUE OPHTHALMOLOGIQUE DE LA RUE DES FABRES

A MARSEILLE

CATARACTES

ET

LÉSIONS DENTAIRES DES RACHITIQUES

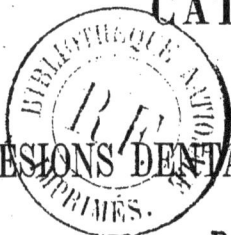

Par W. NICATI.

E. Magitot. De l'érosion des dents au point de vue de la sémeiologie. Conférence recueillie par le D' Aguilhon. *Progrès médical du 3 août* 1878.

O. Becker. *Pathologie und Therapie des Linsensystems in Handbuch d. ges. Augenheilkunde v. Graefe und Saemisch*, t. I, p. 243.

L. J. Teissier. *Du diabète phosphatique.* Paris 1876.

Harley. *De l'urine et de ses altérations pathologiques.* Traduction française. Paris 1875.

H. Dor. De la cataracte chez les diathésiques et en particulier dans la phosphaturie. *Revue mensuelle,* du 10 mai 1878.

Hutchinson. *Transact, of the Pathol. Society of London.* X, p. 294.

Sophus-Davidsen. *Zur Lehre vom Schichtstaar, Inaug. Dissert.* Zurich 1865 (1).

(1) Ces deux derniers mémoires ne me sont accessibles que par les extraits qu'en donne Becker. Le dernier contient les observations de Horner.

Mon attention a été attirée sur ce sujet pendant un séjour prolongé que j'ai fait dans un pays que l'on pourrait appeler à juste titre l'une des patries du rachitisme.

Je veux parler de Zurich et de ses environs. On n'y voit plus, il est vrai, de ces déformations monstrueuses, telles qu'on les trouve dans les collections anatomiques de l'université zuricoise ou telles qu'on les rencontre encore dans des contrées ou des soins hospitaliers intelligents sont moins à la portée de tous, mais on y rencontre d'une manière particulièrement fréquente ces formes vulgaires qui sont celles de tous les pays et telles que les présentent les observations qui sont à la base de ce travail.

Je m'attacherai à la démonstration de l'origine rachitique de la cataracte dite zonulaire, conformément à l'opinion émise par Horner et Davidsen puis à l'étude des altérations dentaires qui en sont le compagnon habituel, ainsi que l'ont montré ces même auteurs et avec eux Hutchinson. Je chercherai de plus à établir que la cataracte zonulaire n'est qu'une variété, la plus fréquente sans doute, de la cataracte rachitique en montrant que cette dernière peut aussi revêtir la forme de la cataracte totale des enfants en bas âge. Enfin, j'indiquerai le lien pathogénique que je crois voir à ces diverses lésions dans un ordre de faits capables peut-être d'en expliquer le mécanisme.

I

Cataractes des rachitiques.

A. — *Cataracte partielle.*

OBSERVATION.—J. B., jeune homme âgé de quinze ans, a été pendant les premières années de sa vie confié absolument aux soins de sa nourrice, qu'il a quittée marchant difficilement, chétif et y voyant mal. Il n'a pas eu de convulsions depuis qu'il est chez ses parents mais il peut en avoir eu chez sa nourrice, qui cependant le nie. Aujourd'hui il présente des traces évidentes de rachitisme : déformation du crâne, aplati dans la région occipitale, et des érosions dentaires en escaliers. L'examen des yeux fait constater la présence de cataractes partielles zonulaires à plusieurs couches, dont j'indique la position par les figures suivantes représentant le cristallin tel que le montrerait une coupe horizontale.

(Je fais remarquer, sans m'y arrêter, la disposition curieuse de la cataracte à l'œil gauche où les deux couches périphériques n'occupent que la moitié externe de l'organe.) Léger degré de nystagmus rotatorius.

Fig. 1. — *Cataracte zonulaire à plusieurs couches.*
(Coupe schématique du cristallin.)

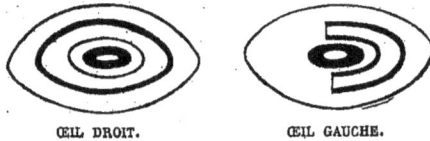

ŒIL DROIT.   ŒIL GAUCHE.

Une iridectomie que je pratiquai aux deux yeux a amélioré notablement la vue.

La cataracte zonulaire, ainsi nommée par Ed. Jaeger, qui le premier en donne une description exacte, est une variété de cataracte partielle caractérisée par la présence d'une couche opaque bien limitée qui, le plus souvent, enveloppe le noyau du cristalin resté lui-même transparent (rarement, l'opacité atteint plusieurs couches superposées), et caractérisée, en outre, par ce fait qu'elle reste absolument stationnaire, à partir de l'âge de l'adolescence.

De bonne heure on a cherché les relations pouvant exister entre cette variété de cataracte et les maladies de l'enfance. Trois hypothèses sont en présence.

La plus ancienne avancée par Arlt, attribue l'affection aux convulsions de la première enfance. Il avait constaté que les sujets atteints de cataracte zonulaire accusaient presque régulièrement dans leurs antécédents des convulsions éclamptiformes. Partant de ce fait, il s'imaginait que les secousses violentes de l'accès éclamptique ébranlent le cristallin, de telle sorte que le noyau plus dense et plus compacte subit une espèce de dislocation qui altère les fibres qui l'entourent.

Horner constate à son tour les convulsions. Il signale, en outre, la présence, sur les individus atteints de l'affection oculaire, de signes évidents de rachitisme : déformations diverses des os et lésions caractéristiques des dents qu'il n'hésite pas à attribuer à la même maladie. Pour Horner et Davidsen, le rachitisme est la maladie dont la cataracte est une lésion symptomatique au même titre que les érosions dentaires et que les accidents qui provoquent les accès d'éclampsie.

La troisième théorie est de Hutchinson, je ne sais où il l'a publiée, elle avait cours à Moorefields hospital, il y a peu d'années et je la tiens de la bouche même de l'auteur. D'après l'éminent chirurgien de Londres, érosions dentaires et cataracte seraient consécutives à des accidents mercuriels de la première enfance, accidents provoqués par l'administration de calomel dans les cas de convulsions infantiles.

J'ajoute ici une quatrième hypothèse que je ne trouve pas signalée, c'est celle que John Tomes a avancée pour expliquer les érosions dentaires. D'après elle, une pyrexie telle qu'une rougeole suffit à produire sur les dents un sillon appréciable. Le même trouble de nutrition se manifestant dans le cristallin y laisserait une couche opaque.

Examinons successivement ces hypothèses.

La première, celle de Arlt, ne paraît pas probable, je la dirai même invraisemblable, surtout en ce qui concerne le mécanisme de la dislocation. La simple coïncidence avec les convulsions, seul fait à l'appui, ne prouve pas suffisamment qu'il y ait entre elles et la cataracte une relation de cause à effet.

L'hypothèse de Hutchinson, fort ingénieuse, ne peut se soutenir en présence de ce fait, que, tandis que les médecins anglais administrent constamment du mercure aux enfants, les médecins de Zurich n'en ont point l'habitude au même degré. Or, la cataracte zonulaire est particulièrement fréquente à Zurich.

Reste le rachitisme. Il a pour lui la coïncidence régulière manifeste à des signes permanents. Dans tous les cas nombreux de cataracte zonulaire que j'ai vus, j'ai constaté, en effet, la présence de déformations osseuses ou dentaires. Que l'on me permette de citer un fait qui est resté plus particulièrement marqué dans ma mémoire. C'est celui d'un jeune homme consultant le docteur Cooper à Moorefields-hospital ; M. Cooper exposait en me le montrant la théorie de Hutchinson, que j'entendais pour la première fois. Le jeune homme avait l'air de porter par sa belle stature un défi aux partisans du rachitisme. Nous voulûmes cependant y regarder de plus près ; le jeune homme avait les pieds plats et présentait l'épaississement caractéristique de l'extrémité sternale des côtes.

Le rachitisme explique les convulsions dans l'enfance, puisque celles-ci en sont un accident bien fréquent. Enfin le rachitisme, cause de cataracte, devient de plus en plus plausible depuis les recherches récentes de M. J. Teissier que nous rapporterons dans la suite.

Quant à l'influence possible des pyrexies que j'indiquai en terminant, je m'empresse de dire qu'elle n'a aucune preuve pour elle. Si cette influence existait, nous verrions les jeunes malades nous arriver régulièrement après une maladie ou fièvre quelconque. Or, les enfants malades qui guérissent de fièvres ne nous montrent guère, outre les lésions éruptives des portions externes de l'œil, que des troubles du système nerveux, en particulier dans l'accommodation, mais jamais, que je sache, de cataracte zonulaire. Nous en resterons donc, jusqu'à plus ample informé, à la solution de Horner et Davidsen, qui est aussi celle de Becker, c'est que la cataracte zonulaire est très généralement une lésion du rachitisme.

Il resterait à prouver que la cataracte zonulaire est bien acquise pendant l'enfance et n'est point congénitale. Les preuves en ont été fournies par une observation de M. de Wecker (*Traité des mal. des yeux*, II, p. 133.) où l'on a pu constater le développement de l'affection dans l'intervalle de dix mois, qui a séparé deux examens successifs d'un même enfant, entre l'âge de 9 et 10 ans. On cite un seul fait de cataracte zonulaire sûrement congénitale, c'est le cas de Becker (*loc. cit.* p. 242 et p. 250) où l'opacité, d'abord zonulaire, est du reste promptement devenue totale aux deux yeux.

B. — *Cataracte totale.*

OBSERVATION. — Une fillette âgée de deux ans a eu certainement la vue bonne jusqu'à l'âge de six mois, car elle a répondu aux sourires de sa mère en souriant elle-même. A partir de ce moment, la vue disparaît de plus en plus, en même temps que les parents voient la pupille blanchir. Aujourd'hui on constate une cataracte totale de consistance molle aux deux yeux. En outre l'enfant est rachitique au plus haut point. Non-seulement elle ne marche pas et se tient à peine sur ses jambes appuyée à une chaise, mais elle présente des déformations osseuses caractéristiques; incurvations des os des membres et relâchement prononcé de l'articulation du genoux. Je pratiquai aux deux yeux des incisions répétées de la capsule qui ont eu pour résultat la résorption complète de la cataracte et le retour à la vue. Pendant toute la durée de l'observation, qui a été de six mois, les symptômes de rachitisme se sont à peine amendé et l'enfant a été envoyé à San-Remo pour s'y fortifier par le séjour à la campagne, et les bains de mer. La mère, qui est intelligente et attentive, assure que l'enfant n'a jamais eu de convulsions.

A cette observation caractéristique de cataracte totale se développant en même temps qu'apparaissent les symptômes de rachitisme, je pourrais en joindre d'autres empruntées à mes souvenirs de Zurich et concernant des cataractes de consistances diverses. Là, sans doute, je n'ai jamais eu la preuve que la cataracte se soit développée après la naissance et conjointement avec les altérations du système osseux; mais j'ai eu la preuve souvent répétée que des enfants opérés à la clinique de cataracte totale étaient atteints de rachitisme. Je me souviens de trois cas en particulier : deux enfants âgés tous deux d'environ deux ans avaient le crâne fortement aplati dans la région occipitale et ont été absolument incapables de marcher pendant leur séjour prolongé à l'hôpital. Un troisième enfant plus âgé, un garçon de quatre ans environ, apprit à l'hôpital à marcher, mais sa démarche était encore très chancelante lorsque des mois après l'opération on nous le présenta de nouveau.

Ces faits et en particulier l'observation rapportée en détail, établissent qu'il existe une relation indéniable entre certaines formes de cataracte totale de la première enfance et le rachitisme. Je ne crois pas m'aventurer en soutenant que si l'on admet une cataracte rachitique partielle, il faut admettre au même titre l'existence d'une cataracte rachitique totale.

La cataracte partielle et la cataracte totale ne sont pas du reste des entités morbides si différentes qu'il soit impossible de trouver entre elles des points de ralliement. Je n'en veux pour témoins que ces deux observations : l'une de Becker déjà citée où un enfant, venu au monde avec une cataracte zonulaire typique, dût être opéré aux deux yeux, après quinze mois de cataracte totale en partie liquide; l'autre de E. Müller (empruntée également à Becker) concerne une jeune fille de dix-huit ans présentant à un œil une cataracte zonulaire totale ; à l'autre, une cataracte totale, dure, atrophiée. (Becker, *loc. cit.* p. 241, 250 et 251). Pourquoi ne pas admettre entre la cataracte rachitique partielle et la cataracte rachitique totale une simple différence de degré, tout comme il y a dans les altérations rachitiques du système osseux des différences dans l'intensité du mal et dans sa durée ?

II

Dents en escaliers.

Les dents de seconde dentition présentent fréquemment les anomalies de structure que nous disions plus haut accompagner régulièrement la cataracte zonulaire. Je veux parler d'anomalies occupant toujours plusieurs dents à la fois d'une manière symétrique, marquées surtout aux incisives et que l'on désigne sous le nom d'*érosions*, parce qu'en effet, ces lésions sont telles que pourraient les produire des acides forts, rongeant la surface dentaire. Ce sont des dépressions, véritables creux se détachant bien par leur fond sale et noir sur le blanc de l'émail, et au niveau desquels l'examen histologique a fait reconnaître les points suivants : 1° Absence plus ou moins complète d'émail, 2° altération de l'ivoire, dont la diposition normalement tubulée est devenue globulaire, 3° état normal du tissu avoisinant (Raschkow, Huxley, R. Owen, Magitot).

Ces creux sont, ou bien *ponctués* et constituent, lorsqu'ils sont nombreux, les érosions dites « en gâteau de miel » ; ou bien *linéaires* formant des sillons que l'on trouve toujours superposés horizontalement, d'où leur nom « d'érosions en étages » ou en escaliers. D'autres fois, ils présentent une surface plus étendue et forment des érosions *en nappe*. Enfin, la lésion portant sur l'extrémité libre des incisives peut y représenter une *échancrure*.

Mais, et ici je signale une omission importante dans le mémoire de M. Magitot, à cela ne se borne pas la lésion : l'érosion est le plus souvent accompagnée d'une altération dans la forme générale des dents atteintes. Les dents sont littéralement en escaliers, allant par gradins, s'amincissant de la base à l'extrémité. Cette diposition, indiquée à peine, il est vrai, dans les formes légères, est tellement générale et typique que l'on doit, à mon sens, réserver l'expression de *dents en escaliers* pour désigner l'ensemble des

anomalies dentaires que nous décrivons ici, et appeler spécialement « érosions », ainsi que nous l'avons fait, les lésions
élémentaires énumérées ci-dessus.

La figure 2 représente les dents en escaliers d'un individu
à l'âge de l'adolescence présentant l'altération dans sa
forme la plus complète. C'est aux incisives qu'elle est le
plus prononcée. Celles-ci sont disposées en deux, trois et
rarement quatre étages qui sont, à partir de la base : 1° une
portion de largeur et d'épaisseur normales formant la moitié
ou les deux tiers de la hauteur de la dent. Elle présente peu
ou pas d'érosions. Un léger bourrelet terminant le premier
gradin le limite de la portion suivante, 2° le second gradin,
plus mince que le premier, est sillonné d'érosions ; un léger
bourrelet recouvert d'émail le limite également vers l'extrémité, 3° le troisième gradin, que nous supposons être ici le
dernier, termine la dent sous forme d'une sorte d'excrois-
sance brunâtre plus mince que le précédent, sur lequel il a
l'air incrusté, il est presque totalement érodé et peut même
n'être représenté que par une ou plusieurs tubérosités. Par-
fois il y a deux tubérosités laissant entre elles un espace vide
qui constitue l'échancrure.

Incisives rachitiques.

Fig. 2.   Fig. 3.

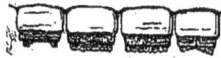

A l'âge de l'adolescence.   A l'âge adulte. (Effet de l'usure.)

M. Magitot s'élève avec raison contre l'opinion qui fait de
l'échancrure un signe de la syphilis héréditaire ; mais, où
il a tort, c'est quand il l'appelle le prétendu signe de Hutchinson. Les dents décrites par cet auteur comme signe de la
syphilis sont tout autres ; elles sont, ainsi que le pense
M. Magitot lui-même, faisant allusion aux anomalies dentaires de la syphilis, « caractérisées par des vices de forme et
de structure généraux ; inhérents à toute la masse des dents. »
« Les incisives supérieures, dit l'auteur anglais, sont cour-
« tes, étroites, aux angles arrondis et montrant à l'extrémité

« une encoche large et peu profonde. Ordinairement une ou
« deux dents convergent l'une vers l'autre, d'autres fois elles
« sont distantes et séparées par un intervalle prononcé et
« même elles divergent. Cette encoche large, particulière, ne
« manque guère. Les dents sont presque toujours de mau-
« vaise coloration. Elles peuvent cependant, dans quelques
« cas, être d'une blancheur très convenable. En examinant
« attentivement la surface de l'encoche (1), on y constate
« presque toujours des traces d'usure, c'est-à-dire que l'émail
« n'est pas parfait sur le bord échancré de la dent (2). »
Que l'on ajoute encore à ces signes l'absence très fréquente
d'une ou plusieurs dents incisives ou canines qui n'arrivent
jamais à percer la gencive et l'on aura une dentition très
caractéristique que l'on rencontre souvent avec d'autres signes
de syphilis héréditaire et qui accompagne en particulier la
kératite interstitielle, ainsi que l'a montré Hutchinson.

Fig. 4. — *Dents syphilitiques.*

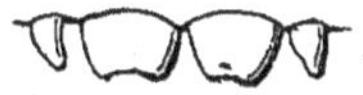

L'encoche n'est pas absolument constante, ainsi que le dit
déjà Hutchinson. Quand elle existe, c'est aux incisives supérieures médianes, qui sont alors courtes et coniques, à base
relativement large. Cette encoche est comme en coup d'ongle,
et tout à fait distincte de l'échancrure décrite ci-dessus, qui
ne présente rien de régulier dans sa forme, et ne mérite
point le nom d'érosion en coup d'ongle sous lequel elle est
désignée par Magitot. *L'encoche* est large et représente le tranchant d'une dent en forme de cône tronqué aplati. L'encoche
est tranchante, et à peu près recouverte d'émail plus ou
moins altéré si l'on veut, mais elle en est recouverte. *L'échancrure*, au contraire, est le plus souvent étroite, et représente
une érosion terminale d'une dent en escaliers. Elle est

(1) J'évite à dessein de traduire ici l'expression anglaise de l'original par
échancrure, mot que je voudrais réserver pour l'érosion du bord tranchant
des dents rachitiques.
(2) HUTCHINSON, *loc. cit.* d'après BECKER. p. 244.

dépourvue d'émail. Il est désirable, en somme, que l'on abandonne le nom d'érosion en coup d'ongle, qui n'est pas exact et qui prête à confusion. Il est désirable également que l'on ne désigne pas les dents de la syphilis héréditaire par ce signe de l'encoche, qui est secondaire et peut manquer. Si l'on ne veut pas les appeler dents syphilitiques, qu'on les appelle dents de Hutchinson.

Après cette digression nécessaire à la clarté du sujet, je reprends la description des dents en escaliers, au point où nous l'avons laissée, sur un individu à l'âge de l'adolescence. Si l'on suit ce même sujet pendant plusieurs années, comme j'en ai eu l'occasion, on voit d'abord le dernier étage disparaître par l'usure, puis souvent aussi le suivant, si bien qu'à l'âge adulte, les dents ont perdu leur forme en escalier, pour devenir plus régulières et moins difformes.

Mais en même temps, elles sont extraordinairement raccourcies et comme coupées ou limées horizontalement. Leur bord tranchant est remplacé par une surface plane absolument dépourvue d'émail. La figure 4 représente cette forme nouvelle des dents en escaliers privées par l'usure de leurs gradins extrêmes.

Un autre phénomène secondaire est la carie des premières molaires sur laquelle Hutchinson insiste avec raison. Il est très général, en effet, de les trouver toutes les quatre carieuses dès la jeunesse. La carie a, sans doute, pour points de départ, les érosions où la dent est privée de l'enduit d'émail qui la protége normalement.

La description qui précède est celle de la lésion dans sa forme typique la plus complète. Il arrive souvent qu'elle est moins prononcée. Elle peut même se borner à la présence de quelques sillons aux incisives et aux canines ou aux incisives seulement (1).

(1) La description suivante, que Horner a donnée des dents rachitiques, sera lue avec intérêt. « Les dents ont une forme plus carrée, « plus épaisse. A la place des incisives à forme élégante nous n'avons « que des tronçons cubiques informes. Dans bien des cas cependant la figure « de la dent peut approcher de la forme idéale. Le point le plus intéressant

C'est ici la place de mentionner un fait qui ne me paraît pas sans importance, je veux parler d'une relation existant entre la distribution des lésions dentaires et la position de la couche opaque du cristallin, quand il y a cataracte. On remarquera, en effet, que lorsque la couche cataractée est située très près du centre de l'organe, il y a toujours altération de l'extrémité des dents, tandis qu'au contraire, dans des cas de cataracte très périphérique, j'ai vu la lésion dentaire se borner à des sillons rapprochés de la gencive et du collet de la dent. Ce fait indique une fois de plus que la relation entre la lésion dentaire et la cataracte n'est pas fortuite, mais est due à la nature même de l'affection qui doit être commune aux deux lésions.

Le docteur Magitot, étudiant récemment les érosions dentaires, au point de vue de la séméiologie, tente d'établir pour cause à ces lésions, les convulsions ou l'éclampsie infantile. Cette opinion manquait pour compléter le parallélisme entre la question des érosions dentaires et la cataracte zonulaire. Le parallélisme est complet, en effet, et la discussion des pages précédentes, va reprendre ici sa place.

Il n'est pas difficile d'établir d'abord que les altérations dentaires décrites ci-dessus ne sont point des altérations accidentelles survenues sur des dents toutes formés. Ces dents poussent avec leur aspect caractéristique, elles portent leur

« est dans l'anomalie de la surface dentaire ; l'émail, au lieu d'aller en se
« perdant insensiblement du côté du collet, s'arrête brusquement sous
« forme d'un bourrelet. Les sillons transverses (l'auteur parle des sillons
« microscopiques qui donnent à l'émail son aspect satiné), sont prononçés
« de la manière la plus colossale. Nous trouvons le plus souvent, surtout
« vers le tranchant, au lieu d'un sillon et rangés sur la même ligne, une
« série de trous comme creusés avec une alène émoussée. Du côté du tran-
« chant, le corps de la dent se termine par un bord convexe. Le revêtement
« d'émail, lingual et labial se poursuit au-delà du corps de la dent sous forme
« d'une lamelle irrégulière ou dentelée. Dans quelques cas extrêmes l'émail
« manque totalement sur des portions étendues et d'ordinaire la portion
« dénudée représente le fond d'un sillon transverse colossal, tandis qu'il
« est accumulé sur d'autres points sous forme d'ondulations ; au tranchant,
« il paraît enlevé. L'ivoire mis à nu se détache alors sur le blanc de l'émail
« coloré en brun par le contact de l'atmosphère humide de la bouche. »
(*Horner*, cit. d'après Becker, p. 244.)

lésion avec elles, à mesure qu'elles apparaissent. C'est donc bien, et sur ce point, tout le monde est d'accord, à une altération survenue dans la dent en voie de développement et contenue encore dans le sac dentaire, qu'il faut attribuer la cause de ces anomalies. Les causes avancées sont, comme pour la cataracte : la stomatite mercurielle d'origine médicamenteuse (Hutchinson); le rachitisme (Horner, Castanié), les pyrexies de l'enfance (Tomes, Broca); enfin les convulsions ou l'éclampsie infantile (Magitot).

A la stomatite mercurielle, nous opposerons le fait, déjà avancé pour la cataracte, des dents en escaliers se rencontrant sur des individus, qui notoirement n'ont jamais eu de stomatite mercurielle et même n'ont pu en avoir été atteints. L'action des pyrexies ne semble pas établie d'une manière sérieuse, et les preuves manquent en sa faveur.

Quant aux convulsions, il paraît au premier abord improbable qu'un symptôme si passager puisse être de quelque effet sur le développement d'organes si lents à croître. Mais, outre l'improbabilité du fait, il y a cette raison que la coïncidence entre les lésions dentaires et l'éclampsie n'est pas aussi régulière que le veut M. Magitot. Je citerai le cas d'un individu que je connais dès sa naissance, rachitique dans son enfance, et qui présente les dents en escaliers dans leur forme la plus typique. Et pourtant jamais il n'a été atteint d'éclampsie infantile ; je puis le certifier d'autant mieux que l'observation est prise dans le cercle même de ma famille.

Il reste enfin le rachitisme, une maladie du tissu osseux dans lequel les dents, elles-mêmes si voisines des os au point de vue de leur constitution chimique, viennent s'implanter et surtout puiser leur nutrition. Or, la lésion qui nous occupe ne pouvant être le fait d'une action extérieure, puisqu'elle a lieu alors que la dent est encore absolument recouverte, doit être le produit d'une action interne que l'on doit chercher dans des troubles de la nutrition et plus spécialement dans les troubles de l'apport des matériaux de nutrition, par conséquent dans les altérations du tissu osseux. Si l'on admet ces considérations, le rachitisme s'impose d'une manière évidente étant la seule maladie du tissu osseux qui atteigne les enfants précisément à l'âge du développement des dents de seconde dentition. La fréquence du rachitisme explique la fréquence des altérations dentaires.

Au reste, le raisonnement cède le pas devant le fait d'une coïncidence régulière entre les dents en escaliers et d'autres signes de l'affection générale. On apprend que l'enfant a marché tard ou a cessé de marcher et l'on constate surtout la présence des déformations osseuses caractéristiques sur lesquelles je n'ai pas à insister ; on constatera quelquefois enfin la présence de la cataracte.

Je crois donc être dans le vrai en soutenant que les dents en escaliers sont et restent des dents rachitiques.

III

Considérations pathogéniques.

On a cherché à donner une explication à la coïncidence de la cataracte et des lésions dentaires. — Pour H. Schmidt, la lésion occulaire serait due à un trouble de nutrition provoqué par voie réflexe dans le nerf de la cinquième paire et l'excitation partirait des rameaux alvéolaires altérés par les troubles de la dentition dans la première enfance. Cet auteur s'appuie pour avancer cette hypothèse sur les troubles de l'accommodation qu'il a observés sous l'influence de névralgies dentaires. D'après lui, ces troubles seraient l'effet d'une tension exagérée du globe occulaire, premier phénomène réflexe dû à l'initiative des rameaux alvéolaires. Or, on sait que l'excès de tension ou glaucome, amène après lui des troubles du cristallin.

Pour Becker la relation entre les dents et le cristallin est frappante si l'on considère leur mode de développement. Produits tous deux du feuillet embryonnaire externe, qui, pour former l'épiderme, se scinde en deux couches, ils sont les seuls points où ce feuillet forme trois couches. On avait signalé le fait pour l'émail dentaire, les recherches d'Arnold l'ont établi pour le cristallin (Becker, *loc. cit.*, p. 244 et 245).

L'explication de Schmidt me paraît forcée, l'analogie de développement signalée par Becker, fort intéressante sans doute, n'avance pas beaucoup la question. Je crois qu'en revanche elle a fait un grand pas si l'on met à profit l'existence récemment établie (1), de la cataracte dans le diabète phosphatique. L. J. Teissier le premier l'a signalée trois fois sur vingt observations de phosphaturie, et Dor confirme le fait par plusieurs observations. Or, « dans le rachitisme, les phosphates de l'urine, surtout le phosphate de chaux, augmentent dans une forte proportion. » Ce fait est constaté par divers auteurs : Lehmann, Neubauer, Harley (2). N'est-il pas naturel d'avancer que, s'il existe réellement une cataracte phosphaturique, la cataracte des rachitiques n'en est qu'une variété ? L'élimination exagérée des phosphates ou leur assimilation défectueuse peut être donnée comme une cause plausible de l'arrêt de développement des dents comme du ramolissement des os dans le rachitisme ; je suppose qu'elle provoque aussi l'opacité de la substance cristalline.

D'après Teissier il faudrait attribuer l'opacification du cristallin, à la présence d'un excès de phosphates dans les liquides qui baignent l'organe, la lymphe et le sang. De plusieurs cristallins sains maintenus dans des solutions de phosphates, l'un s'est exfolié pour ne laisser après vingt-quatre jours qu'un noyau devenu opaque, d'autres que l'on a laissé séjourner moins longtemps dans le liquide ont diminué notablement de poids sans toutefois s'opacifier. L'auteur conclut de ses quelques expériences que « le cristallin, en contact même avec de faibles proportions d'éléments phosphatés , perd ses principes aqueux » et suppose « cet état éminemment favorable à l'opacification. »

A côté de cette explication incomplète, basée sur le pouvoir osmotique puissant des sels phosphatés, il faudrait, ce me semble en chercher une plus complète dans les phénomènes de la nutrition moléculaire que nous supposions altérée par

(1) Teissier, loc. cit. et H. Dor, loc. cit.
(2) Harley, loc. cit., p. 167.

le rachitisme. C'est à des recherches chimiques, fort difficiles à cause de la petitesse de l'organe qu'il faudrait la demander. La cristalline ou substance propre du cristallin, qui a tous les caractères de la globuline, à cette différence près qu'elle se coagule à une plus basse température, retient d'après Lehmann 1,54 pour 100 de cendres; mais celles-ci, au lieu d'être formées de sels phosphates calcaires, comme dans la globuline, sont formées surtout de chlorures et de sulfates alcalins (30, 37 pour 100) et de phosphates alcalins (7, 77 pour 100) (1). Quel rôle joue cette petite quantité de phosphates alcalins dans la structure de la cristalline? est-elle indispensable à sa transparence? Ces phosphates alcalins plus solubles que les phosphates calcaires sont-ils promptement éliminés par la phosphaturie?

Est-ce que la cataracte diabétique elle-même peut être rattachée à une cause identique depuis que Teissier a montré la phosphaturie accompagnant la glycosurie ou pouvant même s'y substituer par une série de phénomènes chimiques que je n'ai pas à aborder ici? Est-ce que, dans l'âge sénile, l'âge par excellence de la cataracte, les phosphates alcalins sont remplacés par des sels calcaires dont la présence altèrerait aussi la substance cristalline? — Telles sont quelques-unes des questions que l'on aurait à résoudre pour déterminer le rôle chimique et physique des phosphates dans le développement des cataractes. Leur solution présente des difficultés techniques si grandes que je ne saurais l'entreprendre, à moins que l'obligeant directeur de notre laboratoire de chimie des hautes études, qui veut bien tenter la chose, ne m'en fournisse les éléments. Il me suffit d'avoir indiqué ici une voie de recherches qui pourraient faire avancer d'un pas l'étude pathogénique de la cataracte en général.

(1) ROBIN et VERDEIL, *Chimie physiologique III*, p. 360.

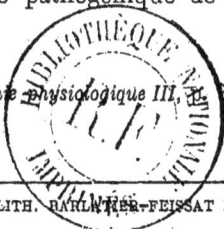

MARSEILLE — TYP. ET LITH. BARLATIER-FEISSAT PÈRE ET FILS.

.

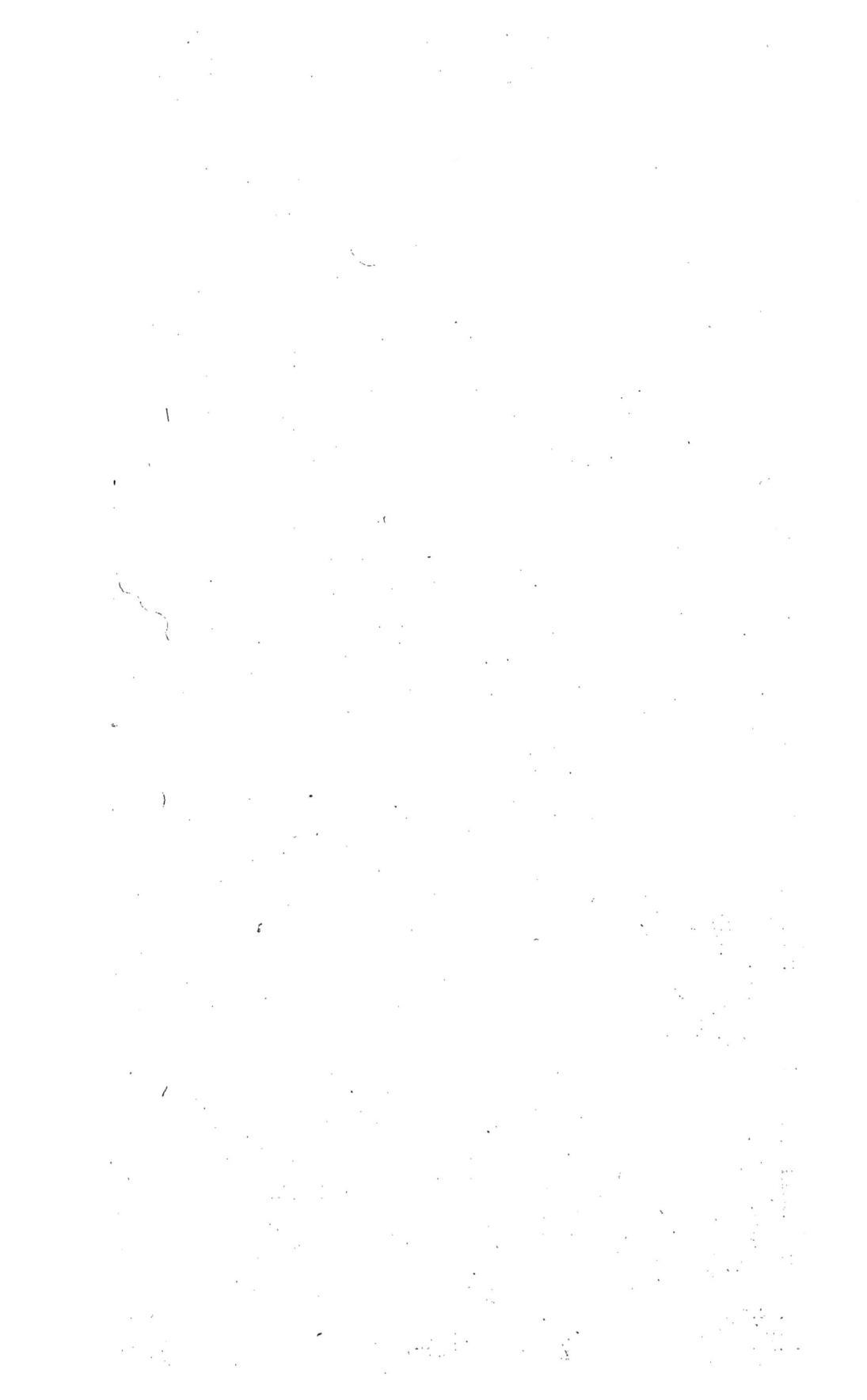